Dialyse

einfach und verständlich erklärt

Hans Stolle

Text Copyright © Hans Stolle

überarbeitet 08/2018

Alle Rechte vorbehalten. Nachdruck oder Vervielfältigung jeglicher Art, auch auszugsweise, nur mit schriftlicher Genehmigung.

ISBN 978-1544 7826 14

Vorwort 6

Aufgaben der Nieren 8

Die Hämodialyse 13

Nebenwirkungen und Folgeschäden 21

Ablauf einer Dialysebehandlung 22

Das Sollgewicht 25

Trinkmenge und Wasserentzug 26

Der Shunt (Fistel) 29

Shuntpflege 33

Dialyse-Katheter 35

Nacht- und Heimdialyse 37

Die Bauchfelldialyse (Peritonealdialyse) 39

Nierentransplantation 42

Medikamente 44

Die Ernährung für Dialysepatienten[3] 46

Urlaub 52

Der Autor 54

Quellennachweis 56

Vorwort

Die Dialyse ist nicht das Ende. Es gibt auch keinen Grund sich vor Ihr zu Fürchten. Schließlich ist sie derzeit die einzige Möglichkeit, Sie vor dem sicheren Tod zu bewahren, wenn Ihre Nieren versagen. Bis eine geeignete Spenderniere gefunden ist, können Jahre vergehen.

In dieser Zeit muss die Dialyse die Funktion Ihrer Nieren übernehmen. Es gibt viele Patienten, die mit der Dialyse länger als 30 und mit der Heimdialyse sogar über 40 Jahre lang leben. Ich habe mich 2003, gleich zu Beginn der Dialyse, gegen eine Transplantation entschieden und bis heute nicht bereut.

Wie gut man mit der Dialyse leben kann, hängt zum großen Teil auch von jedem selbst ab. Vor Allem muss man die Dialyse positiv sehen und in sein neues Leben einbinden.

Es genügt nicht, die Dialysezeiten mehr oder weniger geduldig über sich ergehen zu lassen. Vielmehr müssen Sie aktiv mitarbeiten und Mitverantwortung für sich übernehmen. Das steigert deutlich die Effizienz der Dialyse und die Lebensqualität.

Das gelingt leichter, wenn man sich grundlegende Kenntnisse über seine Erkrankung und die Dialyse aneignet und weiß, worauf man achtgeben muss. Dieses Buch soll hierbei behilflich sein.

Die einzelnen Themen sind allgemein gehalten und lassen sich nicht 1:1 auf jeden Patienten übertragen. Ausschlaggebend sind hauptsächlich der allgemeine gesundheitliche Zustand, Vorerkrankungen und das Alter des Patienten.

Für die Beantwortung meiner vielen Fragen und für ihre gute medizinische Betreuung möchte ich mich an dieser Stelle bei den Ärzten und dem Pflegepersonal der Dialyse Heilbronn ganz herzlich bedanken.

Besonders bedanken möchte ich mich auch bei Herrn Dr. med. Michael Schömig für seine Unterstützung.

Hinweis:

Werden Sie Mitglied in einer Selbsthilfegruppe. U.a. stärken Sie damit die Interessenvertretung der Dialysepatienten und Transplantierten. Sie gibt es in jedem Bundesland. Die Adressen der Selbsthilfegruppen und mehr Information finden Sie im Internet unter

www.bundesverband-niere.de

oder fragen Sie in Ihrem Dialysezentrum nach.

Aufgaben der Nieren

Die Nieren sind für den Menschen lebenswichtige Organe. Sie filtern das Blut und scheiden die Schadstoffe mit dem Harn über die Blase aus. Dadurch regulieren sie

1. den Wasserhaushalt:

   Der menschliche Körper besteht aus ca. 2/3 Wasser. Der Rest ist eine komplizierte Mischung aus Wasser und chemischen Verbindungen, die sich in den Zellen befinden. Die täglich zugeführte Flüssigkeitsmenge „stört" dieses Gleichgewicht. Die Urinausscheidung stellt dieses Gleichgewicht wieder her,

2. den Säure-Basen-Haushalt:

   Die pH-Werte der gängigsten Stoffe und Lösungen liegen auf einer Skala zwischen 1 und 14. Chemisch reines Wasser ist neutral und hat einen pH-Wert = 7. Stoffe und Lösungen mit einem pH-Wert < 7 sind sauer (z.B. Salzsäure = 1). Stoffe und Lösungen mit einem pH-Wert > 7 sind basisch (z.B. Natronlauge = 14).

   Der pH-Wert der Körperflüssigkeiten und Organe sind unterschiedlich und haben jeweils einen eigenen Wert für ihre optimale Funktion. Der Normwert für Blut ist 7,4,

   (> = größer als   < = kleiner als)

3. den Salz- und Elektrolythaushalt:

Zu der Gruppe der Elektrolyte und Minerale gehören

- Natrium (Na)
- Kalium (K)
- Kalzium (Ca)
- Phosphat (PO4)
- Magnesium (Mg)

Sie müssen in entsprechender Konzentration im Körper vorhanden sein. Der Nieren filtern den jeweiligen Überschuss heraus und scheiden ihn über den Urin aus,

4. den Blutdruck:

Zu hoher Blutdruck schädigt auf Dauer die Nieren. Geschädigte Nieren erhöhen wiederum den Blutdruck – ein Teufelskreis. Nierenversagen, Herzrhythmusstörungen sowie Schlaganfall können die Folgen sein,

5. die Ausscheidung der Arzneimittel

und bestimmte Stoffwechselprodukte,

6. die Umwandlung der Vorläufervitamine D

in das aktive Vitamine D.

7. die Bildung von Hormonen.

Um die vorgenannten Aufgaben zu erfüllen, filtrieren die Nieren täglich ca. 1.600 l Blut.

Fällt die Nierenfunktion teilweise oder vollständig aus (Niereninsuffizienz), führt das ohne Nierenersatztherapie (Dialyse) oder Transplantation letztlich zum Tode.

Die häufigsten Ursachen für ein Nierenversagen sind:

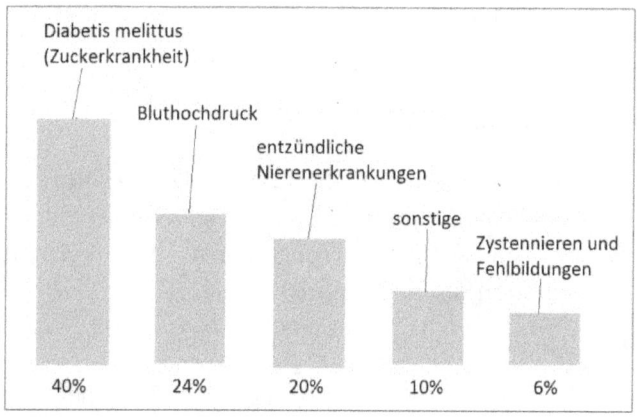

Abbildung 1

Man unterscheidet zwischen akutem (**ANV**) und chronischem Nierenversagen (**CNV**).

Ein **ANV** kann innerhalb von Stunden oder Tagen entstehen. Lassen sich die Ursachen beseitigen, kann man das Versagen u.U. rückgängig machen. Andernfalls ist die Dialyse unvermeidbar.

Hauptsächliche Ursache ist eine plötzlich stark verminderte Durchblutung der Nieren infolge von Volumenmangel, Unfällen, Medikamenten oder Blutgerinnsel in den Nierenarterien.

Weitere Ursachen sind Schädigung durch Medikamente, Kontrastmittel, lang andauerndem Sauerstoffmangel sowie Abflussstörungen, durch Verengungen der Harnwege.

Oft nimmt die Harnproduktion ab oder fällt vollständig aus. Die Folgen sind Flüssigkeitsansammlungen in den Beinen oder in der Lunge. Ist dadurch der Salz- und Elektrolythaushalt gestört, besteht Lebensgefahr. Bei entsprechender Behandlung lässt sich die Nierenfunktion komplett wieder herstellen. Das kann Monate dauern. Bis dahin muss der Patient zur Dialyse.

Ein **CNV** entwickelt sich langsam über Monate oder Jahre. Steigender Blutdruck, Ansammlung von Flüssigkeit in den Beinen oder der Lunge sowie Müdigkeit und Appetitlosigkeit können Anzeichen für ein CNV sein. Die Ursachen sind vielfältig und oft nicht sofort erkennbar.

Scheiden die Nieren noch Harn aus, bedeutet das nicht zwangsläufig auch die Ausscheidung harnpflichtiger Stoffe.

Eine chronische Niereninsuffizienz, infolge von Bluthochdruck und Diabetes, lässt sich bei frühzeitiger Erkennung mit Medikamenten verhindern. Andernfalls muss der Betroffene regelmäßig zur Dialyse.

Am häufigsten wird die Hämodialyse angewendet. Danach folgt die Peritonealdialyse (Bauchfelldialyse).

Vor Beginn der Dialyse ist gemeinsam mit dem Arzt zu entscheiden, welche Dialyse für Sie am besten geeignet ist. Für die Hämodialyse muss ein Gefäßzugang (auch als Fistel oder Shunt bezeichnet) operativ angelegt werden. Nach der OP ist eine Wartezeit von mindestens 4 Wochen bis zum Beginn der Dialyse notwendig.

Für die Bauchfelldialyse wird anstelle eines Gefäßzuganges ein Katheter in die Bauchhöhle eingenäht. Über den Katheter findet der Austausch des Dialysates statt (siehe Abschnitt Bauchfelldialyse).

Die Hämodialyse

In Deutschland gibt es die Hämodialyse erst seit Mitte der 60er Jahre. Zu jener Zeit standen nur wenige Dialyseplätze zur Verfügung. Die Dialysequalität von damals ist nicht vergleichbar mit der von heute. Nur wenige Krankenhäuser verfügten über eine Dialysestation. Die Dialysezeit betrug seinerzeit 3 x 10 bis 12 Stunden pro Woche. Wegen der weiten Anfahrwege konnten viele Patienten nur an den Wochenenden nach Hause fahren.

Heute, gibt es in Deutschland ein enges Netz von Dialysezentren und für jeden Patienten steht ein Dialyseplatz zur Verfügung. In vielen Ländern ist das noch nicht selbstverständlich.

Bei der Hämodialyse findet die Filtrierung des Blutes außerhalb des Körpers statt.

Die Bezeichnung Blutwäsche für die Dialyse ist technisch nicht korrekt, denn die Reinigung des Blutes erfolgt in einem Membranfilter (auch als künstliche Niere bezeichnet), der sich außerhalb der Maschine befindet.

Dieser Filter ist das Kernstück einer Dialysemaschine. In der Maschine sind die Dialysatpumpe sowie die Steuerung und Regelung für die Maschine untergebracht. Die Verbindungen zwischen dem Shunt des Patienten und dem Membranfilter bestehen aus einem arteriellen und einen venösem Schlauchset.

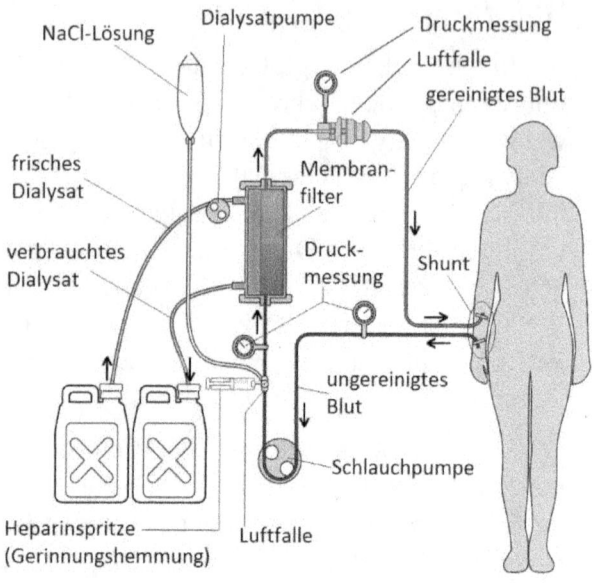

Abbildung 2 „Vereinfachter Kreislauf zur Hämodialyse" von YassineMrabet & Cjesch. Lizenz: CC BY 3.0 (bearbeitet)

Mit den beiden Sets wird jeweils die Verbindung zwischen den Punktionsnadeln am Shunt und dem Filter hergestellt.

Über das erste, arterielle Set wird das ungereinigte Blut mittels einer Schlauchpumpe (siehe Abbildung 2) aus dem Körper angesaugt und zum Filter gefördert. Die Drehzahl der Schlauchpumpe regelt die Blutflußmenge (ml/min). Sie ist ein patientenspezifischer Wert.

Im zweiten, venösen Set, fließt das gereinigte Blut zum Körper zurück.

Die Schlauchsysteme haben je eine Luftfalle und Anschlüsse für Injektionen und Infusionen, die während der Dialyse verabreicht werden. Die Luftfallen verhindern, dass Luft in den Blutkreislauf gelangt.

Die Dialysemaschinen unterliegen wie auch andere, technische Einrichtungen einer ständigen und schnellen Weiterentwicklung. Ich bitte dies beim Lesen zu beachten.

Um die Gerinnung des Blutes in den Schlauchsets und im Filter zu verhindern, wird während der Dialyse ein Gerinnungshemmer (Heparin) dem Blutkreislauf zugegeben. Die Menge hängt von verschiedenen Faktoren ab und ist daher für jeden Patienten individuell. Die Dosierung erfolgt ratenweise oder kontinuierlich.

Die Heparinzuführung wird einige Zeit vor Dialyseende abgeschaltet (Heparinstopp). Der Zeitpunkt ist für jeden Patienten unterschiedlich.

Nach der Dialyse wirkt die Gerinnungshemmung noch einige Stunden nach. Deshalb dürfen unmittelbar nach der Dialyse keine operativen Eingriffe vorgenommen werden!

Filter und Schlauchsysteme werden nach jeder Dialyse komplett entsorgt und durch fabrikneue ersetzt.

Das Schlauchsystem in der Maschine wird vor jeder Dialyse desinfiziert. Es kommt mit dem Blut nicht in Berührung.

Im Filtergehäuse ist eine Membran mit einer Filteroberfläche zwischen 1 und 2,2 m^2. Sie trennt das Blut und das Dialysat voneinander. Die Filtergröße richtet sich nach der Blutflussmenge.

Das Dialysat besteht hauptsächlich aus Wasser, Glucose und verschiedenen Elektrolyten, z.B. Kalium. Die Kaliumkonzentration im Dialysat richtet sich nach dem Kaliumwert im Blut des Patienten. Hoher Kaliumwert im Blut = niedrige Konzentration im Dialysat und niedriger Kaliumwert im Blut = hohe Konzentration im Dialysat.

Die Filtermembran hat unzählige kleine Poren, die für das bloße Auge nicht sichtbar sind. Sie ist so geschaffen, dass sie einerseits für Blut, Eiweiß und Fette undurchlässig ist und anderseits aus dem Dialysat keine Viren, Bakterien sowie schädliche Stoffe in das Blut gelangen können.

Kreatinin, Harnstoff und Harnsäure diffundieren durch die Filtermembran nur in einer Richtung (Blut → Dialysat), da im frischen Dialysat keiner dieser Stoffe enthalten sind.

Anders ist das bei den Salzen (Natrium, Kalium, etc.). Sie sind sowohl im Blut als auch im Dialysat vorhanden. In welche Richtung sie durch die Filtermembran diffundieren, bestimmt der Konzentrationsunterschied zwischen dem jeweiligem Salz (hohe → niedrige Konzentration).

Der Druckunterschied zwischen Blut und Dialysat (**TMP** = Trans Membran Druck) presst die nicht auf dem natürlichen Weg ausgeschiedene Wassermenge durch die Membran.

Während der Dialyse werden die technischen Werte an der Dialysemaschine vom Pflegepersonal überwacht und protokolliert. Sofern Sie die Möglichkeit haben, beobachten auch Sie den arteriellen und venösen Blutdruck, den Transmembrandruck (TMP), den Blutfluss und die Ultrafiltrationsrate.

Manchmal kann der Blutfluss nicht von Beginn an auf Ihren max. zulässigen Wert eingestellt werden. Ist nach 30 bis 60 Minuten der arterielle und venöse Blutdruck im unteren zulässigen Bereich, fragen Sie das Pflegepersonal, ob der Blutfluss erhöht werden kann. Je höher der Blutfluss, desto besser die Effizienz der Dialyse.

Im Abschnitt **Aufgaben der Nieren** wurde bereits erwähnt, dass täglich ca. 1.600 l Blut durch die Nieren fließen. Das sind ca. 11.200 l pro Woche (d.h. in 168 Stunden).

In der Regel findet die Dialyse tagsüber 3 x pro Woche 4 bis 5 oder nachts 7 bis 10 Stunden statt.

Die nachfolgende Tabelle zeigt den Blutfluss bei 12, 15 und 21 Stunden Dialysezeit pro Woche im Vergleich zum Blutfluss in den körpereigenen Nieren.

Dialysestunden pro Woche	12	15	21
Blutfluß während der Dialyse ml/min	280	280	220
Blutfluß in den Nieren ml/min	ca. 1.110		
Blutfluß während der Dialyse l/Woche	201,6	252	277,2
Blutfluß in den Nieren l/Woche	ca. 11.200		

Abbildung 3 Blutfluss-Vergleich (der Blutfluss ist nicht für alle Patienten gleich)

Das bedeutet, die körpereigenen Nieren filtrieren ca. 44 Mal mehr Blut/Woche als die

Dialyse während 3x5 Stunden/Woche. Anders ausgedrückt: Die künstliche Niere muss während der wöchentlichen Dialysezeit die gleiche Leistung erbringen, wie die körpereigenen Nieren innerhalb von 168 Stunden/Woche.

Für Herz, Kreislauf und Blutgefäße ist das folglich eine erheblich höhere Belastung, was der Patient auch spürt. Längere Dialysezeiten senken diese Belastungen. Deshalb sind 3x5 oder mehr Dialysestunden /Woche besser als nur 3x4 oder gar noch weniger.

Die Giftstoffe und das Wasser haben bei längeren Dialysezeiten mehr Zeit aus den Zellen in das Blut zu gelangen. Das macht die Dialyse effektiver und wirkt sich positiv auf die Lebensqualität sowie die Lebenserwartung aus.

Die verbesserten Laborwerte bestätigen die positive Auswirkung bei Patienten, die nachts dialysiert werden. Sie benötigen außerdem nach einiger Zeit weniger Medikamente.

Eine gewisse Verbesserung der Dialysequalität lässt sich auch durch Erhöhung des Blutflusses während der Dialyse erreichen. Voraussetzung ist allerdings, dass die Gefäße den höheren Venen- und Arteriendruck vertragen. Es muss auch gewährleistet sein, dass über den Shunt genügend Blut nachfließen kann.

Der Vollständigkeit halber sei noch auf die Hämofiltration und die Hämodiafiltration als Alternative zur Hämodialyse erwähnt. Die Anwendung der beiden Verfahren ist jedoch seltener.

Bei der **Hämofiltration (HF)** werden die Giftstoffe und das Wasser ausschließlich durch Ultrafiltration aus dem Blut entfernt, indem Überdruck die Flüssigkeit zusammen mit den Giftstoffen aus dem ungereinigten Blut durch die Filtermembran drückt. Die Hämofiltration kommt ohne Dialysat aus. Eine sterile Lösung ersetzt die zu viel herausgefilterte Flüssigkeitsmenge. Die Regelung erfolgt automatisch.

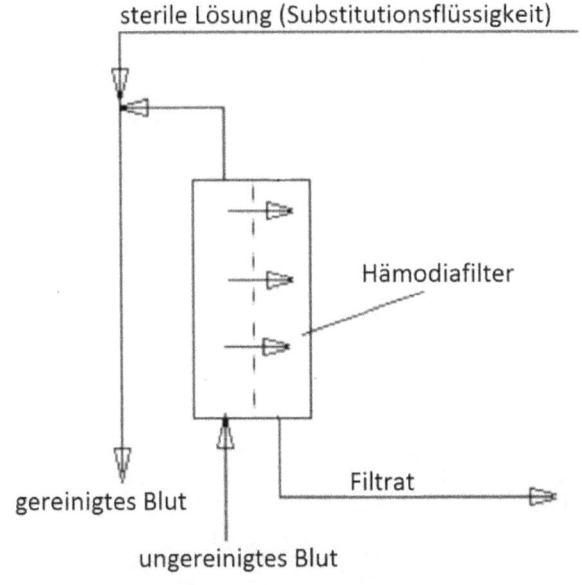

Abbildung 4 Schema einer Hämofiltration

Die **Hämodiafiltration (HDF)** ist eine Kombination von Hämodialyse und Hämofiltration. Der Unterschied zur **HF** besteht darin, dass bei **HDF** Dialysat wie bei der Hämodialyse auf der Filtratseite der Membran Dialysat zugeführt wird. Die HDF entfernt mehr

Giftstoffe, als die beiden anderen Filtrationsverfahren.

Auch hier wird die zu viel herausgefilterte Flüssigkeitsmenge durch eine entsprechende Menge sterile Lösung ersetzt.

Die Regelung bei diesem Dialyseverfahren ist jedoch sehr aufwendig und daher teurer als die Hämodialyse.

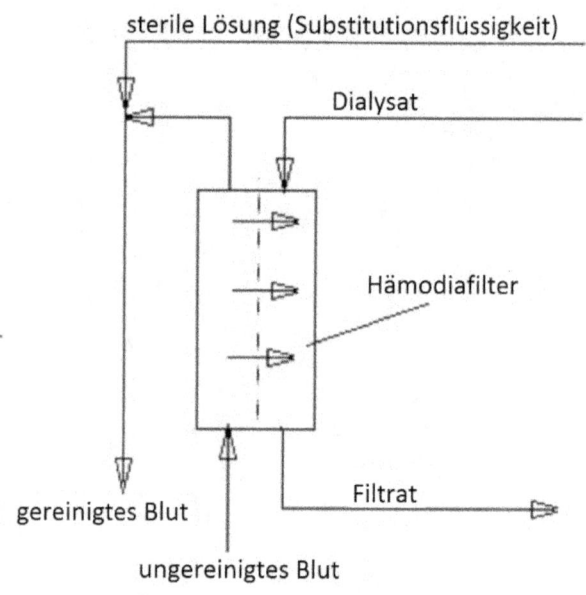

Abbildung 5 Schema einer Hämodiafiltration

Nebenwirkungen und Folgeschäden

Die Dialysemaschinen und der Membranfilter können trotz ständiger Weiterentwicklung nicht alle Funktionen und Aufgaben der körpereigenen Nieren erbringen. Während wichtige Substanzen (z.B. Vitamine) verloren gehen, häufen sich nicht ausgeschiedene Giftstoffe in den Organen an. Das kann langzeitig zu Organschäden führen. Davon ist aber nicht jeder Patient gleichermaßen betroffen. Z.B. die Arteriosklerose. Sie schreitet langsam voran und macht sich erst nach Jahren bemerkbar.

Negativ wirken sich Diabetes mellitus, Bluthochdruck, Fettstoffwechselstörungen, Nikotin und Überfunktion der Nebenschilddrüse aus.

Eine Knochenstoffwechselstörung kann u.a. durch Mangel an Vitamin D und/oder Überfunktion der Schilddrüse entstehen. Auch Aluminiumanhäufungen in den Knochen sowie die Übersäuerung des Blutes kommen als Ursache infrage. Herz- und Gefäßprobleme sowie Störungen des Nervensystems können sich ebenfalls bemerkbar machen.

Die Urin-Restausscheidung kann abnehmen oder vollständig ausfallen.

Ablauf einer Dialysebehandlung

Es gibt keinen Grund, Angst vor der Dialyse zu haben. Während der Dialyse sitzen Sie entweder auf einen Dialysestuhl oder liegen in einem Bett.

Vor Beginn jeder Dialyse müssen Sie sich wiegen. Die herauszufilternde Wassermenge (UF-Menge) ist die Differenz zwischen dem Körpergewicht und dem Sollgewicht (siehe nächsten Abschnitt). Die herauszufilternde Wassermenge ist jedoch begrenzt. D.h., Sie dürfen zwischen den Dialysen nicht beliebige Flüssigkeitsmengen zu sich nehmen. Im Abschnitt **Trinkmenge und Wasserentzug** erfahren Sie mehr darüber.

Als nächstes ist der Shunt zu reinigen und zu desinfizieren. Danach werden Sie vom Pflegepersonal punktiert und an die Maschine angeschlossen.

Normalerweise wird mit zwei Nadeln (Arterie und Vene) punktiert. Bei manchen Gefäßproblemen ist das nur mit einer Nadel möglch. Dabei wird abwechselnd eine bestimmte Menge des ungereinigten Blutes angesaugt und zum Filter gepumpt und danach die gleiche Menge des gereinigten Blutes in den Körper zurückgeführt. Hierfür kommen spezielle Schlauchsets zum Einsatz.

Sich selbst zu Punktieren ist besser. Es kostet allerdings Überwindung. Leider sind nur wenige Patienten dazu bereit. Selbstpunktion ist Teil einer guten Shuntpflege.

Am Ende der Dialyse wird zuerst das arterielle Schlauchsystem von der Nadel getrennt und an einen Beutel mit einer physiologischen Kochsalzlösung angeschlossen. Die Schlauchpumpe drückt das noch im Filter und Schlauchsystem befindliche Blut über die venöse Nadel in den Blutkreislauf zurück. Danach können beide Nadeln gezogen werden.

Nach dem Herausziehen einer Kanüle ist der Einstichkanal sofort abzudrücken. Manchmal ist es besser, die zweite Nadel erst dann zu ziehen, wenn das Blut an der ersten Einstichstelle gestillt und die Punktionsstelle verbunden ist. In einigen Dialysepraxen ist das generell üblich.

Können Sie nicht selbst abdrücken übernimmt das eine andere Person. Staubänder anstelle der Fingerkuppen sind nicht optimal. Sie können die Lebensdauer des Shunts verkürzen und Shuntkomplikationen verursachen. Dennoch lassen sich Staubänder nicht immer vermeiden.

Die Blutung dauert in der Regel 10 bis 20 Minuten. Den danach angelegten Verband können Sie nach 4 bis 6 Stunden selbst entfernen.

Staubändern werden in der Regel nach 10 bis 20 Minuten gelockert, nach weiteren 5 bis 10 Minuten entfernt und die Einstichstellen verbunden. Die Vorgehensweise ist nicht in allen Dialysen gleich.

Lässt sich die Blutung nicht innerhalb von 10 bis 20 Minuten stillen, kann das folgende Ursachen haben:

- Die Heparindosis während der Dialyse ist zu hoch
- Ein oder beide Einstichkanäle wurden durch häufige Nadelbewegungen erweitert
- Schlechte Qualität der Nadeln oder Punktionstechnik (Erweiterung der Einstichkanäle)
- Entzündung des Shunts
- Punktion zu häufig an der gleichen Stelle
- Zu frühes und häufiges nachsehen, ob das Blut gestillt ist.

Am Schluss der Dialysebehandlung müssen Sie sich nochmals wiegen und das Gewicht protokollieren.

Die meisten Dialysezentren bieten während der Dialysebehandlung belegte Brötchen an. In einigen Zentren gibt es zusätzlich Obst, Kuchen, Eis oder nach der Dialyse sogar eine warme Mahlzeit.

Übermäßige Nahrungsaufnahme während der Dialyse kann zu Blutdruckabfall führen und ist daher unbedingt zu vermeiden.

Das Sollgewicht

Vor der ersten Dialyse legt zunächst der Arzt Ihr Sollgewicht (optimales Körpergewicht) fest, das am Ende jeder Dialyse erreicht werden sollte.

Treten während der Dialyse Krämpfe auf oder/und fällt der Blutdruck zu sehr ab, ist das ein Zeichen dafür, dass das Sollgewicht zu niedrig angesetzt wurde. Atemnot und erhöhter Blutdruck deuten dagegen auf ein zu hohes Sollgewicht hin.

Durch eine Ultraschalluntersuchung kann der Arzt an Hand des Durchmessers Ihrer Hohlvene (Vena Cava) einschätzen und festlegen, um wieviel das Sollgewicht bei den nachfolgenden Dialysen stufenweise nach oben bzw. nach unten zu korrigieren ist. Diesen Vorgang nennt man Loten.

Das ist auch notwendig, wenn sich ernährungsbedingt Ihr Körpergewicht geändert hat. Anzeichen sind Blutdruckänderung, Krämpfe oder Atemnot. Informieren Sie den Arzt.

Trinkmenge und Wasserentzug

Die Einhaltung der maximal verträglichen Trinkmenge zwischen zwei Dialysen ist für viele Patienten ein großes Problem. Vor allem, wenn der Patient keine Urinausscheidung mehr hat.

Bei der Hämodialyse ist die Flüssigkeitszufuhr der Restausscheidung anzupassen. Zu beachten ist der Wassergehalt von Nahrungsmitteln. Ausgenommen davon sind der Wassergehalt in Kartoffeln, Fleisch, Brot, Reis, Nudel, etc..

Die Dialysezeit und Ihre maximal verträgliche Ultrafiltrationsrate bestimmen die maximale Flüssigkeitszufuhr zwischen den Dialysen. Allerdings sollte diese Obergrenze, wenn überhaupt, nur an den Wochenenden erreicht werden. Wenn Sie diesen Rat ignorieren und ständig mehr trinken als Ihnen während den Dialysen entzogen werden kann, füllen sich Ihre Lungen mit Wasser. Nicht nur schwere Atemnot ist die Folge, Sie ertrinken innerlich. Es besteht Lebensgefahr!

Eine Überwässerung entsteht auch bei Gewichtsabnahme. Sie vollzieht sich langsam und wird häufig erst bemerkt, wenn die Atemnot deutlich spürbar ist. Sofern möglich, können Ihnen hier zusätzliche Dialysen helfen.

Eine Alternative ist die sequentielle Ultrafiltration. Sie entspricht der Hämofiltration, jedoch ohne Substitutionsflüssigkeit. Hierbei werden vor Beginn der eigentlichen Dialyse 1 bis 2 Stunden nur Wasser (1000 ml/h) entzogen. Während dieser Zeit fließt kein Dialysat durch den

Filter, sodass auch keine Entgiftung stattfinden kann. Erst danach wird programmgesteuert das Dialysat zugeschaltet und dialysiert. Die normale Dialysezeit verkürzt sich dadurch. Da aber mindestens 4 Stunden dialysiert werden sollte, muss die Gesamtzeit entsprechend um die Ultrafiltrationszeit verlängert werden.

Für den Wasserentzug kann bei niedrigem Blutdruck oder Herzinsuffizienz die UF-Rate im Vergleich zur Dialyse höher eingestellt werden. Bluthochdruck lässt sich schnell normalisieren, indem man eine sehr hohe UF-Rate wählt.

Die sequentielle Ultrafiltration wird im Allgemeinen gut vertragen. Wegen der fehlenden Bluterwärmung im UF-Filter kann u.U. ein Kältegefühl entstehen. Als Dauerlösung bei ständiger Überschreitung der zulässigen Trinkmenge ist sequentielle Ultrafiltration aber nicht geeignet.

Die maximale Ultrafiltrationsrate (UF-Rate) während der Dialyse (ml/Stunde) ist nicht für alle Patienten gleich und richtet sich nach der Verträglichkeit. In der Regel liegt sie bei 500 bis 800 ml/Stunde und in Einzelfällen bis maximal 1000 ml/Stunde. Wird sie überschritten, hat das erhebliche Belastung für Herz und Blutkreislauf zur Folge. Treten Muskelkrämpfe und Blutdruckabfälle nur gelegentlich auf, können sie durch Zuführung von Kochsalzlösung oder Kochsalzinjektion beseitigt werden. Andernfalls muss die UF-Rate gesenkt werden.

Max. zulässige Flüssigkeitszufuhr zwischen zwei Dialysen			
bei einer Dialysezeit von	4,0 St	4,5 St	5,0 St
UF-Rate max. 500 ml/Stunde	2,00 l	2,25 l	2,50 l
UF-Rate max. 600 ml/Stunde	2,40 l	2,70 l	3,00 l
UF-Rate max. 700 ml/Stunde	2,80 l	3,15 l	3,50 l
UF-Rate max. 800 ml/Stunde	3,20 l	3,60 l	4,00 l

Abbildung 6 - max. Trinkmenge zwischen zwei Dialysen

Die maximal zulässige Trinkmenge ist niedriger als die max. zulässige Flüssigkeitszufuhr.

So berechnen Sie Ihre max. zulässige Trinkmenge zwischen zwei Dialysen:

Tm = Fz – N – ET + Ra

Tm = max. zulässige Trinkmenge zwischen zwei Dialysen.
Fz = max. zulässige Flüssigkeitzufuhr zwischen zwei Dialysen
N = Mit der Nahrung zugeführte Flüssigkeit zwischen zwei Dialysen
ET = Essen, Trinken und sonstige Zuführung während der Dialyse
Ra = Restausscheidung zwischen 2 Dialysen

Den Wert für Essen und Trinken etc. während der Dialyse erfahren Sie vom Pflegepersonal.

Beachten Sie bitte, dass die zulässige Trinkmenge pro Tag am Wochenende geringer ist.

Der Shunt

Als Shunt bezeichnet man die Verbindung zwischen einer Arterie und einer Vene. Er ist Ihre Lebensader und zugleich eine Schwachstelle. Auch hierfür tragen Sie Mitverantwortung und müssen dazu beitragen, dass der Shunt lange Zeit einwandfrei funktioniert.

Sinn dieser Verbindung ist, dass in der zu punktierenden Vene ausreichend Blut fließt. Infolge des höheren Blutflusses erweitert sich die Vene hinter der Verbindung. Die nachstehende Abbildung ist nur ein Beispiel.

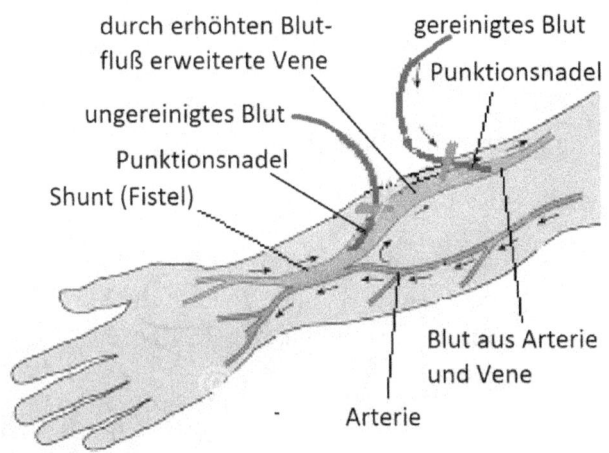

Abbildung 7 [2)]

Wie bereits erwähnt, beträgt die Wartezeit zwischen OP und der ersten Punktierung ca. 4 Wochen. Bei zuckerkranken Patienten u.U. länger. Der Shunt wird meistens am Unterarm, Oberarm, im Bereich der Ellenbeuge und manchmal auch am Bein angelegt. Der operative Eingriff erfolgt in einer speziellen Shuntklinik oder Fachabteilung eines Krankenhauses.

Für die Verbindung zwischen Arterie und Vene verwendet man primär körpereigene Gefäße. Ist das nicht möglich, muss eine Gefäßprothese aus Kunststoff eingesetzt werden.

Die gebräuchlichsten Punktionstechniken sind:

1. **Strickleiterpunktion**
2. **Arealpunktion**
3. **Knopflochpunktion**

Zu 1.)

Die Strickleiterpunktion ist die Beste von den 3 aufgeführten Techniken. Allerding ist dafür eine längere Punktionsstrecke als bei den anderen beiden Methoden erforderlich.

Vorteile:

- Erweiterung von arteriellen Blutgefäßen (Aneurysmen) und Verengungen von venösen Blutgefäßen (Stenosen) sind seltener
- Das Infektionsrisiko des Shunts ist geringer
- kosmetisch weniger auffällig
- bei gleichmäßiger Verteilung des Narbengewebes ist die Ausbildung der Shuntvene besser.
- Minderung der Materialermüdung bei Gefäßprothesen

- der Shunt funktioniert länger, besonders bei Gefäßprothesen.

Zu 2.)

Diese Technik ist eher für die Erstpunktionen geeignet oder wenn nur eine kurze Punktionstrecke zur Verfügung steht.

Nachteile:

- schnellere Zerstörung der Gefäßwand
- Erweiterung der Gefäßwand. Dadurch bilden sich Aneurysmen,
- Größere Infektionsgefahr
- Lebensdauer des Shunts ist geringer als bei der Strickleiterpunktion

Achten Sie unbedingt darauf, dass bei beiden Punktionstechniken jeweils die gesamte zur Verfügung stehende Strecke genutzt wird. Gegebenenfalls bestehen Sie darauf. Also, Sie müssen beim Punktieren zuschauen, nicht wegschauen.

Zu 3.)

Bei der Knopflochpunktion sind jeweils nur 2 bis 3 Punktionsstellen vorgesehen. Die Infektionsgefahr ist jedoch besonders hoch.

Rezirkulation

Es ist nicht auszuschließen, dass ein Teil des gereinigten Blutes von der venösen Nadelspitze zurück zur arteriellen Nadelspitze fließt und dort zusammen mit dem ungereinigten Blut wieder angesaugt und gefiltert wird. Man nennt das Rezirkulation. Je mehr Blut rezirkuliert, desto weniger wird ungereinigtes Blut gereinigt.

Um die Rezirkulation des gereinigten Blutes gering zu halten, muss der Abstand zwischen den Punktionsstellen möglichst groß sein. U.U. muss der Patient die Einstichkanäle nacheinander abdrücken.

Über die richtige Punktionsrichtung der arteriellen Nadel gibt es unterschiedliche Meinungen. Wesentlicher Nachteil bei der Punktierung in Blutflussrichtung ist die Strömungsumkehrung an der Nadelspitze um 180°. Sie verursacht Wirbel, wodurch sich Tromben bilden können. Außerdem verursachen die Turbulenzen einen höheren Druckverlust (höherer Ansaugdruck).

Bei der Punktierung gegen die Blutflussrichtung entstehen fast keine Wirbel. Also ist auch der Druckverlust geringer.

Shuntpflege

Nachdem der Shunt angelegt und die Fäden gezogen sind, tragen Sie für die Pflege des Shunts die Verantwortung.

Sie dürfen den Shuntarm keinen starken Belastungen aussetzen und zu enge Kleidung tragen. Vermeiden Sie alles, was einen Blutstau am Shuntarm erzeugen könnte.

Für Blutdruckmessungen und Blutentnahmen ist der Shuntarm tabu. Leider ist das nicht in jeder Arztpraxis bekannt. Also aufpassen! Der andere Arm dient als Reserve-Shuntarm. Deshalb ist es angebracht, Blutabnahmen möglichst nur am Handrücken vorzunehmen.

Wenn nach der Dialyse die Punktionsstellen verheilt sind, ist der Shunt täglich zu waschen und sofern Sie nicht kurz danach zur Dialyse gehen, anschließend mit einer Handcreme einzureiben.

Wichtig ist auch, dass Sie Ihren Shunt täglich abtasten und mit einem Stethoskop abhören. Dadurch lernen Sie Ihr Shuntgeräusch kennen und bemerken rechtzeitig Unregelmäßigkeiten. Wird z.B. das Geräusch leiser, kann das ein Hinweis auf den Beginn eines Shuntverschlusses sein. Informieren Sie den Arzt. Warten Sie nicht bis zur nächsten Dialyse. Das gleiche gilt bei Schmerzen, Entzündungen oder Schwellungen im Shuntbereich bzw. am Shuntarm.

Unregelmäßiger Pulsschlag kann ein Hinweis auf eine Herzrythmusstörung sein. Informieren Sie auch hier unbedingt den Arzt.

Was sonst noch zu beachten ist:

- Am Shuntarm keine Uhr oder Armbänder tragen.

- Keine Tätigkeiten ausüben, bei denen eine Verletzungsgefahr für den Shunt besteht.

- Heben Sie nichts Schweres mit dem Shuntarm.

- Um Blutstau zu vermeiden, Arme nicht verschränken.

- Sinkt die Fließgeschwindigkeit des Blutes infolge eines Blutdruckabfalls, können sich Thromben bilden, besonders in einem Aneurysma oder im Shunt selbst. Das kann auch durch Shuntinfektionen passieren. Spüren Sie plötzlich Schmerzen, deutet das auf einen Shuntverschluss hin. Kontaktieren Sie sofort den Arzt.

- Sie sollten unbedingt die Blutflussrichtung in Ihrem Shunt kennen.

Sofern die Punktionsstellen nicht mehr bluten, nässen und sich keine Krusten gebildet haben, ist Baden und Schwimmen erlaubt.

Dialyse-Katheter

Bei einer akuten Nierenvergiftung, muss so schnell wie möglich dialysiert werden. In dieser Situation ist oft kein punktierbarer Shunt vorhanden. Als vorübergehender Gefäßzugang wird ein Katheter an die Hals- oder Beinvene gelegt. Damit kann man sofort dialysieren.

Bei einer chronischen Nierenvergiftung, verfährt man ebenso, wenn ein punktierbarer Shunt noch nicht vorhanden oder die Shuntvene verschlossen ist.

Ein Dauerkatheter ist dann notwendig, wenn die Möglichkeiten zur Anlage eines Dialyseshunts fehlen. Damit ein ausreichender Blutfluss gewährleistet ist, haben Dialysekatheter im Vergleich zu anderen einen größeren Innen-Durchmesser.

Der Original Demers-Katheter (nach seinem Erfinder benannt) wird über Halsvene bis in den rechten Vorhof geschoben. Das andere Ende wird unter der Haut geführt, bis es unterhalb vom rechten Schlüsselbein nach außen gelangt.

An dieser Stelle umschließt eine Muffe aus Dracon-Gewebe (Dracon-Muffe) den Katheter. Die Muffe wächst in das Bindegewebe ein. Sie fixiert den Katheter und dient gleichzeitig als Keimbarriere.

Der Nachteil bei jedem Katheter ist die Gefahr bakterieller Infektionen. Zur Reduzierung der Infektionsgefahr beim Verbinden mit bzw. Lösen von der Dialysemaschine sind diverse

Vorkehrungen zu treffen (z.B. Mundschutz für Patient und Pflegepersonal, Fenster und Türen schließen).

Außer dem Demers-Katheter gibt es noch andere, nach ihrem Erfinder benannte Katheter.

Die Nutzungsdauer eines Katheters ist unterschiedlich.

Baden ist verboten. Duschen ist erlaubt, wenn Muffe und Anschlüsse entsprechend geschützt sind.

Nacht- und Heimdialyse

Leider sind Nachtdialyseplätze rar. Wer für die Nacht- und Heimdialyse geeignet ist, entscheidet der Arzt. Bietet sich die Möglichkeit, empfehle ich aus eigener Erfahrung die Nachtdialyse mindestens 6 Wochen auszuprobieren. Nach einer Eingewöhnungszeit verschläft man während der Nachtdialyse die meiste Zeit. Deshalb ist die gefühlte Dialysezeit kürzer, als die 4 oder 5 Stunden tagsüber. Nur wenige Patienten wollen danach wieder tagsüber zur Dialyse. Es sind nicht nur die im Abschnitt Die **Hämodialyse** beschriebenen medizinischen Aspekte. Sie können tagsüber uneingeschränkt über Ihre Zeit verfügen. Der Vorteil für Berufstätige liegt auf der Hand. Das alles zusammen steigert Ihre Lebensqualität.

Je nach Dialysezeit beginnt die Nachtdialyse zwischen 20 und 22 Uhr. Die Kleidung während der Nachtdialyse sollte bequem sein. Straßenkleidung ist nicht ideal.

Noch besser ist Heimdialyse. Der Patient kann den Dialysezeitpunkt, die Behandlungsdauer und die Häufigkeit seinem persönlichen Tagesablauf anpassen. Außerdem ergibt sich eine Zeitersparnis durch den Wegfall von Hin- und Rückfahrt zum Dialysezentrum.

Für die Heimdialyse sollte ein separater Raum zur Verfügung stehen. Außerdem muss ein Wasseranschluss vorhanden sein bzw. die Möglichkeit bestehen, einen zu installieren.

Gleiches gilt für einen speziellen Abwasseranschluss.

Vor Beginn der Heimdialyse werden Sie und Ihren/Ihrer Partner(in) gründliche geschult und eingewiesen. Schließlich tragen Sie beide die Verantwortung für den korrekten Ablauf der Dialyse. Punktieren müssen Sie sich selbst oder Ihr(e) Partner(in) übernimmt das.

Für den Notfall steht rund um die Uhr ein Bereitschaftsdienst zur Verfügung.

Die Bauchfelldialyse (Peritonealdialyse)

Die Bauchfelldialyse gibt es erst seit 1976 und kommt der natürlichen Entgiftung in den Nieren sehr nahe. Sie ist nicht für jeden Patienten optimal.

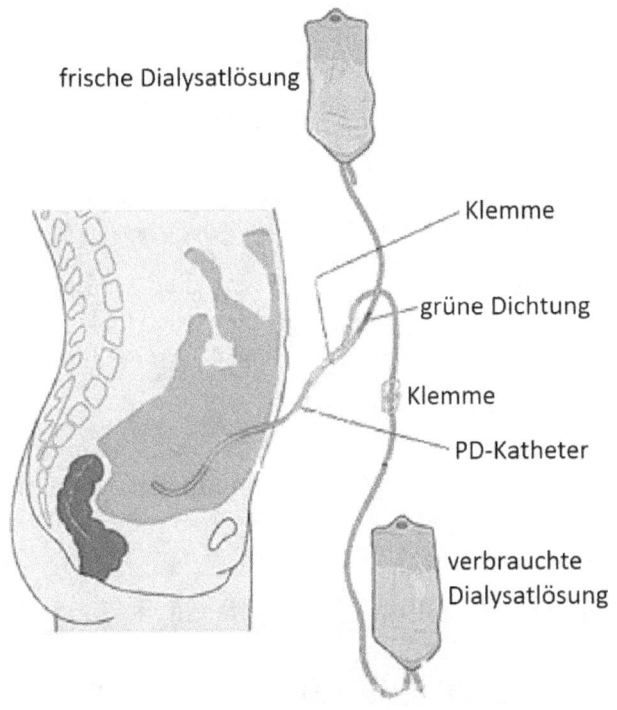

Abbildung 8 (Dreamstime 15cr / Max / RF)

Wie bereits erwähnt, findet die Bauchfelldialyse im Gegensatz zur Hämodialyse im Körper des Patienten statt. Das gut durchblutete Bauchfell funktioniert ähnlich wie die Filtermembran bei der Hämodialyse.

Das Dialysat wird über einen fest eingenähten Katheter in die Bauchhöhle eingefüllt (Beutel oben) bzw. nach 5 bis 6 Stunden wieder abgelassen (Beutel unten). Das frische Dialysat ist vor dem Einfüllen auf Körpertemperatur zu erwärmen.

Der Austausch dauert jeweils 30 bis 45 Minuten. Nach entsprechender Schulung können Sie das zu Hause oder an anderen geeigneten Orten durchführen (Ambulante Bauchfelldialyse).

Unabdingbar ist die absolute Sauberkeit und Keimfreiheit der Umgebung. Letzteres gilt insbesondere für die Katheter-Anschlussstellen.

Bei längeren Reisezeiten mit dem Auto, Buss, Bahn etc. ist das u.U. problematisch. Toiletten sind für den Dialysataustausch auf jeden Fall ungeeignet.

Neben der ambulanten Bauchfelldialyse (**CAPD**), gibt es noch die kontinuierlich zyklische (**CCPD**) und die intermittierende (**IPD**) Bauchfelldialyse.

Die **CCPD** ist eine Weiterentwicklung der **CAPD**. Den Dialysataustausch übernimmt eine Peritonealdialysemaschine. Sie schließen sich abends an die Maschine an. Während der Nacht tauscht die Maschine das Dialysat mehrmals automatisch aus. Tagsüber müssen Sie dann keine Beutel wechseln und sind somit unabhängiger. Die Einstellung der Austauschzyklen und Dialysatmenge an der Maschine ist Ihre Aufgabe.

Bei der **IPD** wird das Dialysat ebenfalls mit Hilfe einer Maschine ausgetauscht. Der Austausch findet 3 x wöchentlich jeweils 8 Stunden in einem Dialysezentrum statt.

Die **CAPD** ist das am häufigsten angewandte Verfahren

Vorteile der **CAPD** gegenüber der Hämodialyse sind hauptsächlich

- Flexible Zeiteinteilung nach eigenem Bedarf
- Weniger Belastung von Herz und Kreislauf
- Die Trinkmenge ist weniger beschränkt
- Weniger Nebenwirkungen und Folgeschäden

Hauptsächliche Nachteile

- Fettstoffwechselstörungen und Übergewicht durch Glukose im Dialysat
- Gefahr einer Bauchfellentzündung
- Badeverbot. Duschen ist jedoch erlaubt

Die Dialysatbeutel benötigen einen geeigneten Lagerplatz in der Wohnung.

Für den Urlaub werden Ihnen die Beutel an Ihre Urlaubsadresse nachgesendet. Allerdings ist das frühzeitig zu organisieren.

Nierentransplantation

Es gibt immer noch zu wenig Organspender. Bis eine geeignete Spenderniere zur Verfügung steht, kann es Jahre dauern. Die Spendernieren stammen hauptsächlich von hirntoten Patienten.

In Österreich ist die Situation besser. Jede hirntote Person ist praktisch ein Organspender, sofern sie nicht ausdrücklich schriftlich widersprochen hat (Widerspruchslösung).

In Deutschland hat man sich leider gegen diese einfache Lösung entschieden. Die Bürger sollen sich durch regelmäßige Informationen mit dem Thema Organspende auseinandersetzen, dann eine Entscheidung dafür oder dagegen treffen und dies mit einem Organspenderausweis dokumentieren. Diese Entscheidung ist freiwillig (Entscheidungslösung).

Bevor ein Patient auf die Warteliste für die Transplantation kommt, wird seine Transplantationstauglichkeit überprüft. Bis zur Transplantation findet in regelmäßigen Abständen eine Wiederholung der Prüfung statt.

Mit einer Spenderniere kann man ein fast normales Leben führen. Die Lebensdauer einer gespendeten Niere ist von verschiedenen Faktoren abhängig. Auch der Patient muss für die Lebensdauer seinen Beitrag leisten, indem er die verordneten Medikamente regelmäßig und pünktlich zu den festgelegten Zeiten einnimmt. Zu den Aufgaben eines nierentransplantierten Patienten gehören aber auch die tägliche Kontrolle des Blutdrucks, des Gewichtes, der Temperatur und der Urinmenge. Nachlässigkeit kann zu Abstoßreaktionen führen.

Medikamente

Auch als Dialysepatient müssen Sie die verordneten Medikamente regelmäßig und zu den festgelegten Tageszeiten einnehmen. Nur so ist eine optimale Wirkung der Medikamente zu erreichen. Tun Sie das nicht, erhält der Arzt falsche Rückmeldungen über die Wirkung der betreffenden Medikamente. Ändert er daraufhin die Medikation, kann das negative Folgen für Ihre Gesundheit haben.

Fügen Sie niemals eigenmächtig Medikamente hinzu oder ändern die Medikation. Alle Medikamente, auch die der Haus- oder Facharzt verschrieben hat, erfordern die Zustimmung des Dialysearztes.

Je mehr Tabletten zu verschiedenen Tageszeiten einzunehmen sind, desto grösser ist die Gefahr, dass Sie Medikamente vergessen oder doppelt einnehmen.

Mit einer Tablettenbox, die aus 7 einzelnen Tagesboxen besteht, kann man das weitgehend verhindern (Beispiel nächste Seite, Abbildung 9). Fragen Sie in Ihrer Apotheke nach.

Tipp:

Wählen Sie dunkelfarbige Boxen. Weiße Tabletten in weißen Boxen sind leicht zu übersehen.

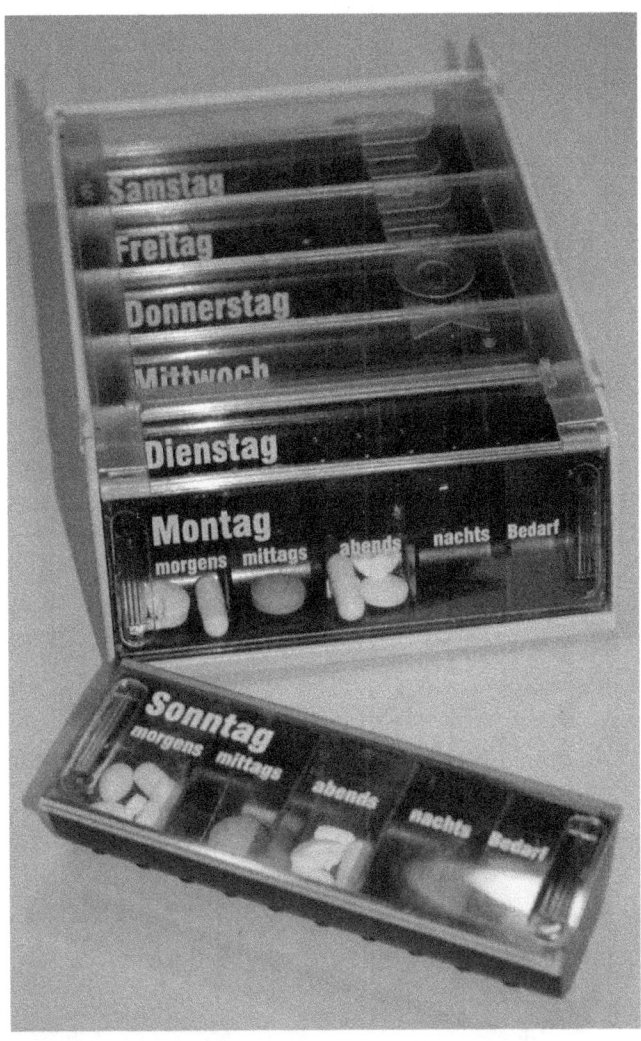

Abbildung 9 (ANA-Box)

Die Ernährung für Dialysepatienten[3]

Für die Ernährung zwischen den Dialysen sind Sie als Patient selbst verantwortlich. Die richtige Ernährung hat erheblichen Einfluss auf Ihre Gesundheit und damit auf Ihre Lebensqualität. Eine Ernährungsberatung gemeinsam mit Ihrem Partner/Ehepartner ist deshalb unerlässlich. Ernährungsberatung ist aber keine einmalige Sache! Wiederholen Sie die Beratung von Zeit zu Zeit. Dafür steht ihnen in der Dialyse geschultes Personal nach Terminabsprache zur Verfügung. Zudem gibt es einige Bücher über die Ernährung für Dialysepatienten. Achten Sie darauf, dass das ausgewählte Buch ein Analysenteil und eine Nährwerttabelle für alle gängigen Lebensmittel sowie Getränke enthält. Nur so können Sie Ihre Mahlzeiten optimal zusammenstellen. Entsprechend Ihren Kalium- und Phosphatwerten können Sie mit Hilfe der Tabellen herausfinden, welche Nahrungsmittel zum Austausch zur Verfügung stehen.

Die Ernährung im Allgemeinen beeinflusst

- die Steigerung des Wachstums
- die Reduzierung von Krankheiten, die durch Mangelernährung entstehen
- die Steigerung der Lebenserwartung

Ziele der Ernährung bei terminaler Niereninsuffizienz sind:

- Optimierung bzw. Aufrechterhaltung des Ernährungszustandes (Muskelmasse)

- Minimierung von harnpflichtigen Substanzen (Kalium, Phosphat)
- stoffwechselbedingte Komplikationen wie z.B. Überwässerung/Störung des Säure-Basen-Haushalts vermeiden
- zusätzlicher Medikamente vermeiden (z.b. Phosphatbinder, CPS Pulver)
- Erhalt der Lebensqualität und Freude am Essen

Mineralien, Spurenelemente, Vitamine, Fette, Eiweiß, Kohlehydrate und Wasser sind die Grundkomponenten der Ernährung. Je nach Kombination dieser Bausteine sind sie Energiequelle, regulieren den Stoffwechsel oder sorgen für Wachstum und Entwicklung.

Der Deutschen Gesellschaft für Ernährung zu Folge, besteht die optimale Nährwertverteilung aus 30% Fett, 15% Eiweiß und 55% Kohlehydrate. Dialysepatienten benötigen eine höhere Energie- und Eiweißzufuhr als gesunde Menschen.

Wie anfangs schon erwähnt, benötigt der Körper die Elektrolyte und Mineralien

- Natrium (Na)
- Kalium (K)
- Kalzium (Ca)
- Phosphat (PO4)
- Magnesium (Mg)

die allerdings nicht elementar, sondern als Verbindung im Essen und Trinken enthalten sind, wie z.B. Kochsalz (= NaCl). 1 g Kochsalz besteht aus 0,4 g Natrium und 0,6 g Chlor.

Während der Dialyse kommt es zu einem Verlust an wasserlöslichen Vitaminen. Betroffen sind überwiegend B-Vitamine und Vitamin C. Dieser Verlust ist durch Ernährung alleine nicht auszugleichen. Deshalb ist die zusätzliche Einnahme von Vitaminen notwendig (z.B. Dreisavit / Renavit / RieVit / Carenal).

Bei den Getränken ist darauf zu achten, dass diese natrium-, kalium- und phosphatarm sind. Auf Cola, Zitronentee, Milch, Obst- und Gemüsesäfte sowie Wein und Bier sollten Sie deshalb möglichst verzichten.

Durst entsteht durch zu niedrigen Blutdruck und/oder einem gestörten Verhältnis von Natrium und Wasser. Schon 3000 v. Chr. hat man festgestellt, dass zu viel Salz in der Nahrung die Gesundheit gefährdet.

Negative Eigenschaften von Salz sind

- Blutdruckanstieg (variabel)
- Diabetes
- Niereninsuffizienz
- Herzinsuffizienz
- Leberinsuffizienz

Kochsalz bindet Wasser und fördert das Durstgefühl. Überschreiten Sie daher nicht die Tagesmenge von 6 g Salz.

Die Salzmenge/Tag kann man reduzieren, indem man statt Salz

- natürliche Würze (Kräuter) verwendet
- industrielle Würzmischungen meidet
- statt Fertigprodukte, frische Lebensmittel aus der Region und salzarmes Brot isst
- den Salzkonsum langsam reduziert (Geschmack passt sich an)

Kalium beeinflusst die Reizleitung von Nerven und Herz. Deshalb sind

- bei nachlassender Restausscheidung die täglich Kaliumzufuhr auf maximal 2000 mg beschränkt
- die Ernährung an die Dialysequalität anzupassen und Lebensmittel mit hohem Kaliumgehalt zu meiden!

Phosphat ist ein elementarer Baustein des Knochens und wichtig für den Muskel. Er lagert im Körper überwiegend innerhalb der Zellen. Der Überschuss lässt sich durch die Dialyse aber alleine nicht effektiv aus dem Körper entfernen.

Die Folgen eines hohen Phosphatüberschusses bei Dialysepatienten sind

- Verkalkung von Weichteilen und Blutgefäßen
- Störung der Knochenstruktur (weiche Knochen)

- Förderung der Überfunktion der Nebenschilddrüse

Mit Phosphatbinder und langer Dialysedauer kann man das Phosphat im Körper reduzieren. Besser ist, mit phosphatarmer Kost die Zufuhr zu verringern. Verpackte Lebensmittel und Fertiggerichte sind u.a. mit Phosphat konserviert. Viele Fertigprodukte sind eine Mischung aus mehreren chemischen Substanzen, deren Bestandteile vom Verbraucher nur schwer erkennbar sind. Frische Lebensmittel sind daher vorzuziehen.

Phosphat aus pflanzlichen Nahrungsmitteln wird vom Körper weniger aufgenommen.

Bei Diabetikern ist grundsätzlich die Ernährung nicht anders als bei Dialysepatienten ohne Diabetes. Jedoch sind bei Diabetikern einige Dinge zu beachten. U.a. ist der Blutzucker öfter zu kontrollieren. Meiden Sie Lebensmittel mit hohem Zuckergehalt.

Fazit:

Alle lebenswichtigen Nährstoffe wie Eiweiß, Fett, Kohlenhydrate, Spurenelemente, Wasser, Vitamine und Mineralstoffe sollten ausreichend vorhanden sein, um gesund und leistungsfähig zu bleiben. Dialysepatienten benötigen aber insbesondere

- eine erhöhte Eiweißaufnahme
- eine ausreichend Energiezufuhr
- minimale Kochsalzzufuhr

- die Anpassung der Trinkmenge an die Restausscheidung
- eine strikte Kontrolle der Kaliumzufuhr
- die Begrenzung der Phosphataufnahme
- zusätzliche Nahrungsergänzung durch wasserlösliche Vitamine und Spurenelemente.

Wenn Sie Probleme mit Kalium und Phosphat haben, müssen Sie die prozentualen Kalium - und Phosphatgehalte der täglich zu sich genommenen Nahrungsmittel und Getränke protokollieren. Aus den jeweiligen Gesamtsummen von Phosphat bzw. Kalium erkennen Sie, ob und welche Nahrungsmittel oder Getränke möglichst zu meiden sind.

In verschiedenen Büchern über die Ernährung von Dialysepatienten finden Sie dafür entsprechende Tabellen und Graphiken, aus denen Sie die empfohlenen, prozentualen Tagesmengen für die gängigsten Lebensmittel und Getränke nachlesen können.

Anhand dieser Tabellen können Sie vergleichen und entscheiden, welche Lebensmittel gegen andere austauschbar sind, um die zulässigen bzw. notwendigen Tagesmengen einzuhalten.

Haben Sie erhöhte Kalium- und Phosphatwerte, dürfen die zugeführten Tagesmengen nicht die zulässigen Werte überschreiten.

Urlaub

Als Dialysepatient müssen Sie nicht auf Ihren Urlaub verzichten. Der BUNDESVERBAND NIERE E.V. hat ein Buch herausgegeben, in dem die Adressen von ca. 900 Dialysepraxen in Deutschland und zusätzlich Adressen von Dialysepraxen in ca. 40 europäischen und nichteuropäischen Ländern aufgeführt sind.

Außerdem gibt es Hochsee- und Flusskreuzfahrtschiffe mit Dialyse an Bord. Anbieter finden Sie im Internet unter #Schiffsdialyse.

Zu beachten bzw. zu klären sind vorher auf jeden Fall:

- Die Reisefähigkeit
- Ferien- und Dialyseplatz frühzeitig aufeinander abstimmen und buchen. Lassen Sie sich die Dialysezeiten bestätigen.
- Die Verständigung mit dem Dialyseteam in anderen Ländern?
- Die Kostenübernahme und die Art der Abrechnung mit der Krankenkasse für Dialyse, Zusatzkosten, Transportkosten etc..
- Bei Auslandsreisen ist zu prüfen, ob in den ausländischen Apotheken alle benötigten Medikamente erhältlich sind. Andernfalls lassen Sie sich ausreichende Mengen Medikamente verschreiben.

- Müssen Sie bei Reisen ins Ausland Ihre Medikamente mitnehmen, benötigen Sie für den Zoll eine ärztliche Bestätigung. Der Medikamentenvorrat ist im Handgepäck und originalverpackt unterzubringen.

- Teilen Sie Ihre Urlaubsadresse dem Transplantationszentrum mit, wenn Sie auf der Warteliste stehen.

Der Autor

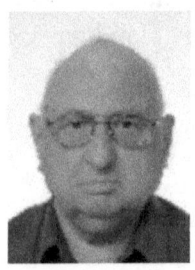

Hans Stolle, Dipl.-Ing (FH), geb. 1936 in Leipzig. Dialysepatient seit 2003 in der Dialyse Heilbronn. Mitglied in *Niere Baden-Württemberg e.V.*

Bereits im Vorschulalter war ich wissbegierig und neugierig. Mit einfachen Antworten gab ich mich schon damals nie zufrieden. Nach jeder beantworteten Frage folgte: „na warum denn?"

Im Prinzip hat sich daran bis heute nichts geändert. Mein bescheidenes Wissen über die Dialyse habe ich zum Teil auch mit dieser nervigen Methode erworben.

Als ich das erste Mal dialysiert wurde, wusste ich nur, dass es die Dialyse gibt, sie etwas mit den Nieren zu tun hat und wie man das Wort Dialyse schreibt. Im Laufe der Jahre habe ich festgestellt, dass es anderen Dialyse-Einsteigern nicht viel besser erging. Außerdem war mir aufgefallen, dass auch Patienten, die schon längere Zeit dialysiert wurden, ebenfalls Informationen über die Dialyse fehlten.

Das brachte mich auf die Idee, dieses Buch zu schreiben. Als es fertig war, verließ mich der Mut es zu veröffentlichen. Ich kam mir wie ein Wichtigtuer vor. Schließlich bin ich ein medizinischer Laie. Herrn Dr. Schömig (Dialyse Heilbronn) und einige Schwestern sahen das anders und überredeten mich, es doch zu veröffentlichen. Und das tat ich dann auch.

Danke, dass Sie sich für mein Buch entschieden haben. War es für Sie nützlich, dann sagen Sie es bitte weiter oder schreiben eine Rezension bei Amazon.

Für sachliche Kritiken und Anregungen bin ich sehr dankbar. Sie erreichen mich unter dialbuch@t-online.de

Quellennachweis

[1] teilweise Auszüge aus dem Bericht des Autors über den Vortrag von Frau Beate Schumacher, Master of Science, Dialysezentrum Heilbronn

[2] (Dreamstime 13cr / Max / RF)

[3] Bericht vom Autor über den Vortrag von Herrn Dr. Michael Schömig, Internist und Nephrologe im Dialysezentrum Heilbronn